RAPPORT

SUR

LES EAUX D'ALIMENTATION

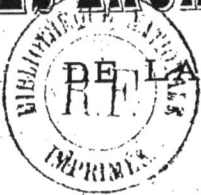

DE LA VILLE DE SÉES

PRÉSENTÉ

AU CONSEIL MUNICIPAL

PAR

LES D^{RS} ROCHER ET JOSEPH HOMMEY

FÉVRIER 1908

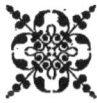

SÉES

TYPOGRAPHIE PAUL LEGUERNEY

RAPPORT

SUR LES EAUX D'ALIMENTATION

DE LA VILLE DE SÉES

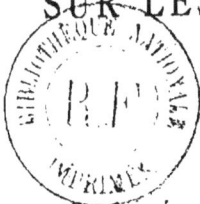

Messieurs,

Conformément à l'article 9 (1) de la loi de 1902 sur la santé publique, le Conseil départemental d'Hygiène avait été chargé de rechercher les causes de la mortalité exagérée de la ville de Sées.

Cette mortalité s'était élevée en effet pendant les années 1902, 1903, 1904, aux chiffres respectifs de 109, 102, 111 décès, ce qui représentait une proportion de 28,8°/₀₀ habitants, alors que la mortalité moyenne de la France, pour la même période, était seulement de 19,4.

L'enquête prescrite montra les conditions défectueuses dans lesquelles, à Sées, le sewage s'évacuait, mais elle fit surtout ressortir le danger que présentait pour les habitants l'eau d'alimentation empruntée par des puits à une nappe souterraine exposée à de nombreuses contaminations.

. A la suite de la communication qui vous fut faite du rapport des enquêteurs (2), vous prîtes, à la séance du 12 novembre 1906, la résolution « *de prélever un échantillon d'eau à chaque puits afin de le faire analyser par le laboratoire municipal de Paris* ».

Le résultat de ces analyses fut envoyé à M. le Maire de Sées en juin 1907, et à la séance du 13 Septembre 1907 vous chargiez une·Commission de six membres, MM. Sénéchal, Delaunay, Rattier, Hubert, Dr Rocher, Dr Jh. Hommey, d'examiner ces analyses, et par suite d'étudier les conséquences qui pouvaient découler de cet examen.

Le travail de votre Commission a porté sur les trois points suivants :

1° Examen et critique des analyses du laboratoire municipal de Paris.

2° Mortalité de la ville de Sées et relations existant entre son état sanitaire et l'alimentation d'eau actuelle.

(1) Cet article est ainsi conçu :

Lorsque pendant trois années consécutives le nombre des décès dans une commune a dépassé le chiffre de la mortalité moyenne de la France, le Préfet est tenu de charger le Conseil départemental d'Hygiène de procéder, soit par lui-même, soit par la Commission sanitaire de la circonscription, à une enquête sur les conditions sanitaires de la commune.

(2) M. Becker, ingénieur en chef du département, et Dr Jh. Hommey, secrétaire du Conseil d'Hygiène.

3° Recherche des moyens propres à fournir aux habitants une eau potable.

Désignés par nos collègues pour soutenir devant vous les conclusions auxquelles votre Commission s'est arrêtée, nous avons l'honneur de vous soumettre dans le rapport ci-joint l'exposé des discussions qui ont eu lieu et les résolutions adoptées.

1° Examen des analyses faites au laboratoire municipal de Paris.

Les analyses effectuées par le laboratoire municipal de Paris ont porté sur vingt-quatre échantillons d'eau provenant de vingt-quatre puits publics, et sur un échantillon provenant de la source de Sévilly.

Les résultats furent consignés dans deux documents qui vous ont été remis : l'un comprend l'analyse qualitative de chaque échantillon prélevé et indique le dosage des substances organiques et autres composés chimiques contenus dans l'eau analysée ; l'autre est une simple classification de l'eau des pompes en : *potable, suspecte* ou *mauvaise.*

Etant donné la lecture un peu spéciale du premier tableau c'est vraisemblablement sur le second que vous avez surtout, Messieurs, porté votre attention, et vous avez lu avec satisfaction, nous n'en doutons pas, que le mot *potable* revenait presqu'à chaque ligne, tel, ainsi que le faisait spirituellement remarquer un des membres de la Commission, le nom du favori le jour d'une grande épreuve hippique sur le tableau pronostic des journaux.

En effet, sur vingt-quatre pompes dont l'eau a été analysée les réponses indiquent :

Dix-sept pompes renfermant de l'eau *potable,*
Cinq .   .   .   .   .   .   *suspecte,*
Deux .   .   .   .   .   .   *mauvaise.*

Résultat superbe, s'il était vrai. Malheureusement ces réponses sont en contradiction formelle avec les analyses elles-mêmes et ce sont elles qu'il faut discuter.

Pour cela, et sans rechercher la signification que peut avoir la présence dans l'eau de tel ou tel composé chimique, nous vous demanderons seulement de comparer les quantités de ces composés chimiques indiquées dans les eaux analysées avec les limites fixées par le Comité consultatif d'Hygiène de France pour qu'une eau soit *potable, suspecte* ou *mauvaise.*

Pour vous faciliter cette lecture, nous avons souligné sur le tableau des analyses tous les chiffres qui dépassent les limites au-delà desquelles une eau ne peut plus être considérée comme potable.

En prenant chaque échantillon en particulier, vous pouvez

constater, Messieurs, que l'analyse a décelé dans tous la présence
en excès d'un ou de plusieurs composés chimiques qui rendent l'eau suspecte ou mauvaise. Ainsi, dans toutes les eaux analysées la teneur en *nitrates* dépasse dix milligrammes, les *sul-
fates* sont en excès dans onze échantillons, l'*alcalinité en carbo-
nate de chaux* dans tous, mais pour cette dernière et pour le
dégré hydrotimétrique, étant donné la nature du sol, c'est
moins l'élévation des chiffres que leur variation qui est importante.

Quoi,,u'il en soit, on doit tirer de ces observations cette première conclusion *que la composition chimique de tous les échantillons prélevés indique la présence dans l'eau de matières organiques en décomposition et par conséquent une contamination an-
cienne ou récente de cette eau.*

Si maintenant vous comparez entre elles toutes les analyses,
vous trouverez que la composition varie de l'une à l'autre dans
des proportions considérables. Ainsi :

Le degré hydrotimétrique varie de . .	28° à 40°
L'extrait sec	350 à 1090mm
Les nitrates varient de	13 à 160 d°
Les chlorures de	17 à 254 d°
Les sulfates de	23 à 163 d°
La magnésie varie de	6 à 36 d°
L'oxygène consommé en liqueur acide ou alcaline.	0,25 à 3 d°

Eh bien ! Messieurs, si toutes les eaux prélevées à une
même nappe d'eau présentent de tels écarts de composition,
c'est qu'elles sont mélangées à des eaux ayant une autre origine ; alors cette seconde conclusion s'impose, *que tous les
puits publics de la ville de Sées sont contaminés par des infiltrations profondes venant du sol ou par des infiltrations venant de
la surface.*

On peut se demander, et la question a été posée au cours
de la discussion, pourquoi les réponses données par le laboratoire municipal sont à ce point en contradiction avec les déduc-
tions tirées des analyses.

Cette contradiction peut s'expliquer de la sorte : les réponses indiquent simplement si l'eau est potable ou non au mo-
ment de l'analyse, or, si certains composés chimiques, tels
que l'ammoniaque, les chlorures, les phosphates, indices de pollutions récentes, rendent, du seul fait de leur présence dans
une eau, cette eau mauvaise, d'autres composés, comme les
nitrates, terme ultime des décompositions organiques, ne
sont pas dangereux par eux-mêmes, mais ils indiquent des
pollutions anciennes et la possibilité de nouvelles contaminations.

L'eau qui contient plus de 10 milligrammes de nitrates doit

être considérée comme suspecte et toujours être rejetée de l'alimentation ; aussi les réponses faites par le laboratoire municipal sont-elles regrettables : « A quoi sert en effet l'assurance qu'une eau est excellente au point de vue chimique, ainsi que le disait M. Monod dans son discours du 17 mars 1900, si cette eau est captée dans des terrains tels que sa composition est sujette à d'inévitables variations, et si bonne aujourd'hui, elle peut être mauvaise demain ».

C'est ce qui se passe à Sées.

Toutes les eaux d'alimentation de la ville sont mauvaises parce qu'elles sont ou contaminées ou susceptibles de l'être. Telle est, Messieurs, la seule conclusion à tirer de l'examen approfondi des analyses faites par le laboratoire municipal de Paris ; elles confirment en tous points les résultats de l'enquête antérieure.

2° Relations entre l'état sanitaire de Sées et l'alimentation en eau actuelle.

Votre Commission s'est ensuite préoccupée de rechercher quelles relations cette mauvaise qualité de l'eau pouvait avoir avec l'état sanitaire de la commune, et comme cet état sanitaire s'établit par la mortalité, elle s'est demandée si le chiffre considérable de décès qui va sans cesse en augmentant (115 en 1905 — 120 en 1906) n'était pas faussé par des conditions spéciales à la ville de Sées, telles que : l'hospitalisation des étrangers, la présence des maisons religieuses, enfin par le contingent de décès fourni par la population suburbaine.

Bien que dans une statistique de ce genre le chiffre global produit par la commune doit seul entrer en considération, la question était intéressante et méritait examen.

Nous avons pris les chiffres de la dernière année connue, c'est-à-dire 1906. Tout fait prévoir d'ailleurs que l'année 1907 ne sera pas plus favorisée que son aînée puisqu'au 20 novembre on compte 100 morts dans la ville.

En 1906, la mortalité moyenne fut :

Pour la France, 19.2 °/oo, en diminution sur les années précédentes.

Pour le département de l'Orne, 22 °/oo.

Pour la commune de Sées, 31.1 °/oo, en augmentation sur les années précédentes, c'est-à-dire qu'il y a eu à Sées 120 décès au lieu de 76 qu'il aurait dû y avoir seulement.

Voici comment se répartissent le nombre d'habitants et le nombre de morts :

	habitants	décès	proportions
Commune de Sées chiffre global	3982	120	31.1 °/oo
Population rurale	963	20	21.8 °/oo

	habitants	décès	proportions
Etrangers hospitalisés		-12	
Communautés	407	11	27 °/oo
Ville sans Communautés ni étrangers, ni banlieue	2612	77	29.5 °/oo

Vous voyez par ces chiffres, Messieurs, que l'exagération de la mortalité à Sées est bien un fait inhérent à l'agglomération puisque la banlieue en est exempte, et que l'apport des Communautés religieuses, qui subissent également cette triste situation, loin d'augmenter la proportion la diminuerait plutôt.

Ces chiffres permettent de constater en outre que si l'état sanitaire de la ville elle-même est plus mauvais que partout ailleurs, l'état sanitaire de la campagne est un peu meilleur que dans le reste du département.

La ville de Sées ne présente pas cependant, comme bien d'autres localités, des conditions d'insalubrité telles que fatalement la maladie et la mort y doivent trouver une besogne presque toute faite. Loin de là ; permettez-nous de vous redire, Messieurs, des paroles qu'une fois déjà vous avez entendues dans cette enceinte. Voici en effet comment s'exprimait, le 8 janvier 1904, l'honorable docteur Lelièvre :

« La ville de Sées, par sa situation topographique, par sa population peu dense ainsi que par le peu d'élévation de ses maisons réalise au point de vue de la salubrité publique le summum des conditions favorables.

« L'agglomération principale, qui compte à peine 3,000 habitants, est répartie sur un kilomètre carré environ.

« Enfin, au point de vue topographique, elle offre l'idéal qu'un hygiéniste pouvait rêver.

« Assise dans une vaste vallée ouverte au Nord-Est, elle est protégée au Sud par les collines de Normandie, couronnées par la forêt d'Ecouves qui forme un rideau de verdure échelonné sur une profondeur de plus de deux lieues.

« Et tandis que la vue se repose agréablement sur cet horizon à souhait, la pureté de l'air un peu vif est entretenue par les vents du Nord et du Nord-Est qui balaient les impuretés qui pourraient s'y trouver, tandis que la forêt, par sa végétation, purifie les miasmes pernicieux soulevés par les vents chauds du Sud.

« Ajoutons qu'aucune usine ne jette dans notre atmosphère des produits impurs qui empestent les voisins et ruinent la santé de ceux qui y travaillent. . . . . .

. . . .

« La ville de Sées est peut-être la seule dans le département qui puisse se vanter de n'avoir jamais vu se développer en son sein une épidémie de fièvre typhoïde. » . . . .

Mais alors, comment se fait-il que dans cette ville, qui *offre l'idéal qu'un hygiéniste puisse rêver*, on y meurt à peu près deux fois plus qu'à Paris ?

La réponse, Messieurs, vous la trouverez dans les analyses que vous avez fait faire et dont nous vous avons donné plus haut l'explication.

A Sées, comme partout, à l'insalubrité des eaux d'alimentation correspond un état sanitaire déplorable.

On meurt plus à Sées parce que l'absence d'eau rend illusoire toute mesure d'hygiène. On y meurt plus surtout parce que le sol de la ville, le peu de profondeur de la nappe phréatique, l'absence d'étanchéité des fosses et des égoûts font que l'eau qui sert à l'alimentation de l'agglomération est mélangée d'une part aux eaux superficielles, et d'autre part aux infiltrations provenant des égoûts et des fosses d'aisance.

Or, l'absorption de cette dissolution de produits nocifs est le facteur principal de la morbidité et de la mortalité d'une localité.

Il n'y a pas de fièvre typhoïde à Sées, dit-on, et persuadé que cette maladie est la seule transmissible par l'eau on se croit en sécurité.

Le chiffre des décès prouve qu'il n'en est rien.

Il est évident que les épidémies de fièvre typhoïde sont rares dans notre ville, et bien qu'il ne se passe pas d'année sans qu'il n'y ait quelques cas d'infections éberthiennes ou tout au moins paratyphoïdes, leur nombre ne serait certes pas suffisant pour déterminer une mortalité aussi élevée que celle constatée dans la ville de Sées si d'autres maladies n'étaient également tributaires des eaux insalubres ; et leur nombre en est grand !

L'eau, en effet, est le mode de transmission le plus fréquent de la *dysenterie, des ictères, des entérites, de nombreuses helminthiases, de la diarrhée verte* si meurtrière aux enfants, pour ne citer que les plus communes.

Il n'est pas impossible même que la *tuberculose*, cette grande faucheuse, ne soit dans quelques cas imputable à l'eau, car ses germes y restent virulents pendant de longs mois, et si elle tue par les méninges ou par les poumons, c'est par l'intestin, la plupart du temps, qu'elle se contracte.

Peut-être aussi l'eau n'est-elle pas étrangère à la propagation de la *diphtérie* elle-même dont les épidémies sont si fréquentes à Sées, et y sont quelquefois si graves. . .

Toutes ces infections ne sont peut-être pas la cause directe de la mort, mais elles créent dans tous les cas des organismes affaiblis et préparent le terrain à une fin prématurée.

Telles sont, Messieurs, les relations qui existent entre l'état sanitaire de la ville de Sées et la mauvaise qualité de l'eau qui sert à l'alimentation de ses habitants.

ANALYSE DES EAUX DE LA VILLE DE SÉES

PAR LE LABORATOIRE MUNICIPAL DE LA VILLE DE PARIS, LE 12 JUIN 1907

NOTA. — Les valeurs sont indiquées en milli-grammes par litre, sauf pour le degré hydrotimétrique.

	Place du Parquet (cloches)	Mairie	Rue de Rouen	Pl. de Grand Frêche	Rue d'Argentan	Rue du Cours	Rue des Cordeliers	Rue Billy	Rue Montjalaux	Place des Halles, 1°	Place des Halles, 2°	Rue de la Fontainière	Rue de la Gare	Rue Putin	Rue du Cheval Blanc Asile	Rue Grande	Rue des Billards	Rue St-Martin, 1°	Rue St-Martin, 2°	Rue St-Martin, 3°	Rue Allard	Rue Conté	Rue d'Argentré, 1°	Rue d'Argentré, 2°	Sevilly, (Source)	Observations
hydrotimétrique total	32°	32°	35°	30°	28°	29°	29°	37°	40°	31°	31°	33°	30°	30°	32°	33°	30°	33°	32°	30°	29°	30°	32°	30°	29°	13
id. après ébullition	11°5	7°5	10°5	6°5	8°	10°5	8°	15°5	20°	10°0	10°0	12°5	8°	8°	7°	13°	6°5	11°	7°5	6°	7°	7°5	6°	5°	5°	2
t à 180°	466.67	380.00	605.00	370.00	380.00	376.66	395.00	905.00	1090.00	475.00	470.00	500.00	453.3	443.3	805.00	565.00	410.00	640.00	440.00	377.00	357.00	400.00	510.00	490.00	350.00	8
nité en carbonate de chaux	280.00	270.00	290.00	270.00	270.00	270.00	275.00	325.00	395.00	275.00	275.00	270.00	260	265	325.00	285.00	270.00	275.00	295.00	295.00	295.00	290.00	290.00	305.00	280.00	25
one consommé en liqueur acide ou alcaline	0.95	0.70	0.70	0.55	0.35	0.25	0.50	1.10	2.00	0.50	0.30	0.75	0.25	0.25	2.65	1.50	0.40	0.45	0.60	0.50	0.40	0.40	0.55	3.00	0.30	1
es en nitrate de potasse	40.00	20.00	100.00	15.00	20.00	23.00	35.00	150.00	160.00	64.00	64.00	80.00	30.00	30.0	80.00	140.00	15.00	80.00	35.00	23.00	23.00	25.00	80.00	25.00	13.00	25
moniaque	0.00	0.00	0.00	0.00	0.00	0.00	0.00	0.00	1.30	0.00	0.00	0.00	0.00	0.00	traces	0.00	0.00	traces	0.00	0.00	0.00	0.00	0.00	0.6	0.00	2
ures en chlorure de sodium	35.10	17.55	58.50	17.55	17.55	17.55	23.40	184.22	254.42	41.87	43.87	35.10	31.00	30.42	146.2	160.80	23.40	52.65	33.5	17.5	17.0	23.5	44.5	63.00	17.00	15
es en sulfate de chaux	47.51	32.86	70.08	25.13	32.86	29.20	23.01	98.04	163.40	44.35	42.02	35.20	70.05	60.69	83.63	163.40	51.35	98.04	54.8	18.7	33.8	29.0	34.3	56.00	23.3	11
t.	179.03	265.36	205.80	161.27	162.63	162.63	170.86	216.10	334.67	179.10	177.03	189.40	176.65	179.73	187.31	214.03	171.5	193.50	178.00	171.00	164.5	173.00	181.00	163.00	161.00	4
ésie.	10.83	8.40	12.60	6.00	6.00	7.22	7.20	19.80	36.00	10.8	10.8	10.8	7.22	7.22	21.6	25.29	6.35	7.22	7.00	6.00	7.00	7.00	8.5	8.5	7.00	1
phates.	néant	néant	néant	néant	néant	néant	néant	traces	traces	0.00	0.00	0.00	néant	néant	traces	traces	néant	traces	0.00	0.00	0.00	0.00	0.00	0.00	0.00	5
gène sulfuré.	0.00	0.00	0.00	0.00	0.00	0.00	0.00	0.00	0.00	0.00	0.00	0.00	0.00	0.00	0.00	0.00	0.00	0.00	0.00	0.00	0.00	0.00	0.00	0.00	0.00	
ies bactériennes dans 1 c. cube	81.000	27.200	31.600	22.400	22.800	39.000	23.000	16.800	21.000	22.000	18.000	18.800	20.700	21.300	15.400	22.500	23.500	18.500	4.200	33.000	73.000	72.000	11.600	16.200	125000	
	4	3	7	2	2	2	2	8	11	4	4	5	3	4	7	8	4	7	5	2	2	5	8	2		

Leur connaissance explique le remède : Vous en trouverez l'indication dans ce fait d'expérience, qui confirme en même temps la réalité de nos affirmations, *que partout la substitution d'une eau pure à une eau suspecte a toujours modifié la mortalité d'une agglomération.*

Parmi beaucoup d'autres, nous vous citerons l'exemple de Paris, et notre choix est déterminé parce qu'au cours de la discussion, origine de ce rapport, cet exemple a souvent été mis en avant.

Eh bien ! Messieurs, malgré les conditions défavorables de cette grande ville au point de vue de l'hygiène, malgré les critiques qui ont été adressées à ses eaux captées, la mortalité de 30 °/oo qu'elle était autrefois, telle la mortalité de la ville de Sées aujourd'hui, n'est plus que de 17 °/oo, par conséquent au dessous de la mortalité moyenne de la France.

Votre Commission a très attentivement étudié toutes ces questions, et c'est à l'unanimité qu'elle a décidé de vous proposer de rechercher les moyens propres à fournir aux habitants une eau réellement potable.

Nous vous demandons, Messieurs, de ratifier cette décision.

L'engagement pris par vous à la séance du 12 novembre 1906 vous en fait un devoir. L'article 9 de la loi de 1902 vous en fait une obligation.

Voici en effet la décision que vous avez prise le 12 novembre 1906 :

« Lorsque les appréciations du laboratoire municipal de Paris seront connues, vos deux Commissions estiment que s'il est démontré que l'eau de nos sources est en grande partie contaminée, le conseil municipal aura pour devoir de rechercher le moyen propre à fournir une eau potable à nos concitoyens.

« Sous cette réserve la majorité est d'avis, avant de statuer sur les documents énumérés dans la lettre de M. le Préfet, de connaître le résultat de l'analyse de nos eaux potables faite par le Laboratoire municipal de Paris. »

Voici maintenant ce que dit la loi (article 9).

« . . . Si l'enquête (prescrite par l'article 9, v. page 1, en note) établit que l'état sanitaire de la commune nécessite des travaux d'assainissement ; notamment qu'elle n'est pas pourvue d'eau potable de bonne qualité ou en quantité suffisante, ou bien que les eaux usées y restent stagnantes, le Préfet, après une mise en demeure à la commune non suivie d'effet, invite le conseil départemental d'hygiène à délibérer sur l'utilité et la nature des travaux jugés nécessaires. . . .

« Sur les avis du Conseil départemental d'hygiène et du Comité consultatif d'hygiène publique, le Préfet met la commune en demeure de dresser le projet et de procéder aux travaux.

« Si dans le mois qui suit cette mise en demeure, le conseil municipal ne s'est pas engagé à y déférer, ou si dans les trois mois il n'a pris aucune mesure en vue de l'exécution des travaux, un décret du Président de la République, rendu en Conseil d'Etat, ordonne ces travaux dont il détermine les conditions d'exécution. »

Nous vous signalons ces arguments, Messieurs, pour que la question soit traitée en entier, mais nous estimons qu'ils sont inutiles, et que, comme votre Commission, vous accepterez, vous aussi, le principe d'une alimentation de la ville en eau potable, parce que, connaissant désormais les dangers que la situation actuelle fait courir à vos concitoyens, vous avez conscience de la responsabilité qui vous incombe.

3° Comment alimenter la ville en eau potable?

Ainsi que l'enquête l'a montré, le peu de profondeur de la nappe phréatique, la nature du sol, l'impossibilité absolue d'obtenir l'étanchéité réelle des fosses d'aisance rendrait illusoire tout projet qui conserverait le principe de l'état de chose existant, quels que soient les travaux d'aménagement qui pourraient y être faits.

Dans ce problème d'assainissement, le point capital est *de prendre loin de l'agglomération l'eau qui doit servir à son alimentation et de la distribuer au moyen d'une canalisation.*

Où peut-on trouver de l'eau potable dans ces conditions ?

Trois solutions sont à envisager :

La ville peut s'approvisionner dans la région des terrains anciens (eau de la forêt) ;

A l'eau de l'Orne ;

A l'eau de la nappe bathonienne.

L'eau de la forêt est une eau excellente, son bassin d'alimentation est très vaste et admirablement protégé, et ce serait la meilleure solution à adopter si les nappes profondes pouvaient être atteintes. Mais les sources sont peu abondantes, à débit variable suivant les saisons, et en tout cas faibles pendant l'été, alors que les besoins se font le plus sentir. Aussi votre Commission n'a pas cru devoir adopter cette solution.

Elle a rejeté aussi le projet qui consisterait à prendre l'eau de l'Orne. Ce projet nécessiterait en effet une épuration préalable, soit chimique, soit biologique de l'eau de la rivière ; la première est très dispendieuse, la seconde est difficilement réalisable à Sées ; elle entraîne en effet l'obligation d'examens bactériologiques journaliers et une surveillance de tous les instants, car les filtres à épuration sont des instruments délicats ; en hiver, par exemple, l'abaissement de la température peut rompre la membrane biologique.

Reste la troisième solution : prendre l'eau à la nappe bathonienne.

La nappe bathonienne est la plus puissante de la région ; elle s'étend sous la ville, où elle forme la nappe phréatique, et sous les plaines avoisinantes qui lui servent de bassin d'alimentation. Elle a de nombreuses émergences (Sources de Sévilly et d'Aunou), elle est drainée par l'Orne.

Bien que la nappe bathonienne n'ait pas de zône de protection efficace et qu'elle soit soumise aux réserves que comportent les eaux circulant dans des terrains calcaires, c'est-à-dire infiltration rapide des eaux qui n'ont pas le temps de s'épurer, absorption par des bétoires d'eaux contaminées, c'est à cette nappe cependant qu'il paraît le plus pratique d'avoir recours pour fournir de l'eau potable à la ville de Sées.

Deux moyens peuvent être employés pour réaliser ce projet :

Ou bien capter la nappe à ses émergences — Sévilly ou Aunou — ou bien l'atteindre dans sa profondeur en un point élevé autour de la ville.

Le danger que présente l'existence de bétoires en amont de Sévilly, le peu de différence de niveau entre la source et la ville (12 mètres), ce qui nécessiterait deux conduites, refoulement au réservoir et adduction, ont décidé votre Commission à adopter le second moyen, c'est-à-dire prélever l'eau à la nappe bathonienne elle-même au moyen d'un puits creusé en un point élévé à déterminer.

Plusieurs objections ont été faites à ce projet au sein de la Commission :

Puisque l'eau de la nappe bathonienne, indépendamment des dangers que présentent les eaux souterraines des terrains calcaires, est contaminée à Sées et susceptible de l'être à Sévilly par les bétoires, qui nous dit qu'elle sera meilleure en un point quelconque de sa surface ?

A ceci nous vous répondrons que le danger pour les nappes circulant dans les terrains calcaires réside dans la pénétration trop rapide de l'eau à travers les diaclases et les cassures des bancs. Or, plus l'eau aura d'épaisseur de terrain à traverser, plus elle aura de chance d'être assainie ; par conséquent, prise à 20 ou 25 mètres de profondeur, les dangers de contamination seront moindres que si elle est captée à quelques mètres seulement du sol.

De plus, la nappe souterraine suit approximativement les sinuosités de la surface, et le courant de cette nappe s'établit des sommets vers les déclivités et vers le cours d'eau dans lequel elle s'écoule, et comme cette eau circule dans les sables de la base du bathonien, il s'en suit qu'une contamination en aval ne se propagera en amont que s'il y avait aspiration ; donc l'insalubrité des puits de la ville n'aura pas d'action sur une prise d'eau éloignée de l'agglomération, si le réglage de cette prise d'eau est bien fait.

Vous pouvez, Messieurs, en vous reportant aux analyses vous rendre compte de ce fait. Les eaux les plus mauvaises, en effet, ont été prélevées à des puits situés dans les parties basses de la ville ; le puits du Grand-Friche, au contraire, donne une eau potable.

Une autre objection se pose. La puissance de la nappe souterraine sera-t-elle suffisante pour alimenter la ville ?

Aujourd'hui elle l'est amplement, mais la facilité d'user de l'eau en augmentera certainement la consommation. Ce renseignement pourra être fourni par l'examen du débit du cours d'eau, examen établi par des jaugeages périodiques rapprochés des quantités d'eau tombées et enregistrées à la station météorologique récemment installée à Sées. Une fois connu il permettra d'indiquer dans quelles limites la consommation de l'eau pourra être facultative.

Du reste, Messieurs, la solution que nous vous proposons n'est qu'une simple *indication*, car l'acceptation définitive du projet est subordonnée aux avis du géologue et de l'analyste officiels.

D'après la loi, en effet, lorsqu'une commune veut s'assurer le bienfait d'une amenée d'eau potable elle doit en aviser le Préfet, lequel fait procéder par des savants, désignés par le Ministre de l'Intérieur, à une enquête géologique et à un examen bactériologique ainsi qu'à une analyse chimique de l'eau. Les indemnités de vacation sont dues par la commune au géologue et à l'analyste. Ce n'est que lorsque l'enquête a prouvé que la captation projetée *ne présente aucun danger de contamination, que la nappe est suffisamment puissante pour l'alimentation de la localité et que l'eau est potable*, c'est alors seulement que le Préfet, en transmettant ces avis au Maire de la commune, l'invite à faire dresser le projet complet (Circulaire ministérielle du 10 décembre 1900).

Vous aurez ainsi, Messieurs, toutes les garanties désirables, et le projet définitivement choisi le sera à bon escient.

La première étape à franchir est donc de provoquer l'enquête en acceptant le principe, sous réserve de son acceptation définitive d'emprunter à la nappe bathonienne l'eau d'alimentation de la ville de Sées et en s'engageant à payer l'indemnité du géologue et de l'analyste ; cette indemnité est fixée au maximum à 150 francs, et encore l'analyse peut-elle être faite gratuitement par le laboratoire du Comité consultatif d'Hygiène de France.

C'est là, Messieurs, le seul engagement que vous ayez à prendre actuellement.

Ce n'est que plus tard, lorsque l'instruction du projet sera faite au point de vue du travail scientifique, que vous aurez à vous préoccuper du point de vue technique et financier.

Il est un point cependant qu'il serait bon d'étudier dès maintenant : le projet présenté devant emprunter l'eau à une nappe profonde, l'analyse chimique et bactériologique ne sera faite que si l'avis du géologue est favorable, et comme il y aurait alors de grandes présomptions pour qu'il ne soit pas en contradiction avec celui de l'analyste, il faudra examiner si, pour prélever l'eau nécessaire à l'analyse, il ne serait pas préférable, au lieu d'employer un simple sondage d'essai, d'entreprendre au point fixé par le géologue le creusement d'un puits de recherche qui plus tard deviendrait le puits définitif.

Il y aurait avantage à accepter cette solution parce que les dépenses occasionnées pour le creusement de ce puits de recherches peuvent donner lieu à une subvention sur les fonds du pari mutuel, indépendamment de celle accordée pour l'exécution des travaux définitifs ; mais comme cette subvention n'est accordée que si le programme des travaux a été au préalable soumis à la Commission spéciale de répartition et approuvé par elle, et comme cette Commission ne se réunit que deux fois par an, il faudrait, pour aboutir le plus tôt possible, prendre sans trop tarder une détermination.

Telle est, Messieurs, étudiée dans tous ses détails et telle qu'elle a été envisagée par votre Commission, la première partie de cette importante question de l'alimentation de la ville en eau potable. Elle devra être complétée dans la suite par l'étude technique des travaux à effectuer et par la recherche des moyens financiers propres à couvrir les dépenses qu'occasionneront ces travaux.

Aujourd'hui, ainsi que vous l'avez vu, il serait prématuré de traiter ces questions ; aussi, nous vous demandons seulement, Messieurs, au nom de votre Commission, de voter ces trois résolutions qui résument cette étude préliminaire, résolutions qu'elle a adoptées à l'unanimité :

1° Nécessité de remplacer pour l'alimentation de la population, les puits publics actuellement en usage par une canalisation d'eau potable.

2° Prélèvement de cette eau à la nappe bathonienne au moyen d'un puits creusé hors de l'agglomération.

3° Vote d'une somme de 150 francs destinée à rémunérer le géologue chargé de déterminer les conditions de puissance et de salubrité de cette nappe en l'invitant à fixer, après son enquête, le point où le puits devra être établi.

Dr ROCHER,   Dr J. HOMMEY, *Rapporteur*.

Sées, le 15 Janvier 1908.

Sées. — Imprimerie Paul Leguerney.

LIMITES FIXÉES PAR LE COMITÉ CONSULTATIF D'HYGIÈNE PUBLIQUE DE FRANCE POUR LE CLASSEMENT DES EAUX DESTINÉES A L'ALIMENTATION.

Les valeurs sont indiquées en milligrammes par litre, sauf pour le degré hydrotimétrique.

	EAU PURE.	EAU POTABLE.	EAU SUSPECTE.	EAU MAUVAISE.
Extrait à 180°.	»	»	plus de 500	plus de 100
Alcalinité en carbonate de chaux.	»	»	» 250	» de 20
Degré hydrotimétrique total.	5° — 15°	15° — 20°	» 30	» de 4
id° id° après ébullition.	2° — 5°	5° — 12°	12° — 18°	
Oxygène consommé en liqueur acide ou alcaline.	moins de 1	1 — 2	3 — 4	plus de 4
Nitrates en nitrate de potasse.	»	»	plus de 10	
Ammoniaque	»	»	0 — 1	plus de 1
Chlorures en chlorure de Sodium.	moins de 27	30 — 70	30 — 160	» 160
Sulfates en sulfate de chaux.	3 — 8	8 — 50	50 — 85	» 85
Chaux totale.	»	»	plus de 200	
Magnésie.	»	»	» 30	
Phosphates.	»	»	Traces	
Hydrogène Sulfuré.	»	»	Traces	

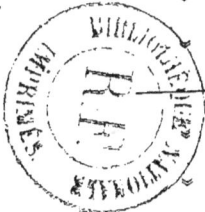

115

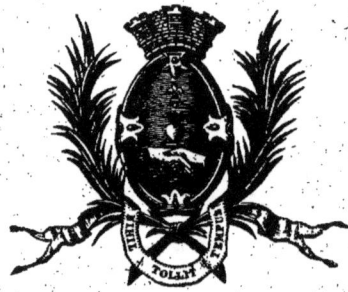

www.ingramcontent.com/pod-product-compliance
Lightning Source LLC
Chambersburg PA
CBHW050413210326
41520CB00020B/6587